Akne loswerden: Schluss mit Pickeln und unreiner Haut

So bekommst Du gesunde und makellose Haut

I0486058

Inhaltsangabe:

1. Einleitung

Zunächst einmal möchte ich Dir meinen Dank aussprechen für den Kauf dieses Buches. Du wirst in diesem Buch lernen, wie Du mit Akne richtig umgehen kannst, sie endlich loswirst und welche Methoden und Mittel die effektivsten gegen Pickel und Hautunreinheiten sind. Auch wirst Du lernen, wie Du dein Selbstbewusstsein im Umgang mit Akne verbessern kannst und wie Du dich allgemein wohler fühlen kannst.

Du wirst lernen, wie Du mit natürlichen Mitteln deine Haut stärken kannst, um mögliche Nebenwirkungen zu vermeiden. Du wirst merken, dass sich auch deine Selbstwahrnehmung ändern wird, wenn Du erst einmal Erfolge erzielen wirst. Daher wird sich durch dieses Buch nicht nur deine Haut ändern, sondern auch dein Selbstvertrauen wird sich vergrößern. Das Ziel ist es, somit nicht nur den Körper, sondern auch den Geist glücklicher zu machen. Denn zu einem glücklichen Menschen zählt nicht nur die körperliche, sondern auch die mentale Gesundheit.

Ich wünsche Dir also viel Glück auf dem Weg zu Deiner gesunden, reinen Haut!

2. Ursachen und Entstehung

Bevor wir überhaupt über die Behandlung von Akne sprechen können, müssen wir uns anschauen, wie sie überhaupt entsteht. Durch Entzündungen an dem Talgdrüsenapparat und Haarfolikeln kommt es zu Papeln, Pusteln, Knoten und Pickeln. Diese Erscheinung nennt man letztendlich Akne. Sie ist vor allem bei Jugendlichen die häufigste Hauterkrankung die es gibt. Circa 15-20% der Jugendlichen leidet darunter. Unter dieser Krankheit leiden vor allem Pubertierende und Menschen, die unter Hormonstörungen leiden.

Doch wie kommt es überhaupt zu dieser Krankheit?

Der größte Anteil von Talgdrüsen befindet sich im Gesicht, der Kopfhaut und dem Rücken. Dies ist der Grund, wieso Hautveränderungen dort am ehesten bemerkbar sind. Wenn die Talgdrüsen viel Talg produzieren, welcher abfließen kann, dann wird die eigene Haut einfach nur fettiger und man hat keine wirklichen Probleme damit. Doch wenn es zu Verstopfungen an den Drüsen kommt, entstehen die Probleme mit der Haut! Wenn es zu einer übermäßigen Herstellung von Talg in unserem Körper kommt, dann kann es durch Verhornungen am Follikelkanal zu Verstopfungen und Verklebungen führen. Dank dieser Verstopfung kann der Talg nicht mehr richtig abfließen und bildet einen Hornpfropfen. Diesen kennt man auch unter dem Namen Mitesser, er ist die Vorstufe von Pickeln und Akne.

Durch die Erhöhung des Drucks in der Talg-Horn Masse kommt es zum Platzen eines Teils dieser Masse: Dem Komedo. Wenn dieser platzt, verteilt er entzündlichen Poreninhalt in sein umliegendes Gewebes. Keime und Bakterien können nun das Risiko für eine Entzündung drastisch erhöhen! Dadurch kommt es dann letztendlich zu roten, eitrigen Pickeln, Knoten und auch Pusteln. Somit ist gerade die Verhornung unter der Haut die Ursache für Hautunreinheiten wie Akne. Deshalb ist auch eine ordnungsgemäße Reinigung der Haut bei der Prophylaxe von Akne gänzlich wichtig.

Doch warum tritt Akne hauptsächlich in der Pubertät auf?

Im Jugendalter kommt es zu einer starken Veränderung der Hormone. Somit wird besonders bei männlichen Jugendlichen die Androgenproduktion erhöht. Diese hat einen großen Einfluss auf die Talgproduktion und kann letztere stark erhöhen. Folglich ist ein höheres Risiko für eine Verstopfung gegeben und Akne kann entstehen. Somit ist nun auch geklärt, wieso Akne bei Jungen öfter als bei Mädchen auftritt.

Das Risiko auf Akne wird weiterhin durch Vererbung erhöht, da es genetisch bestimmt ist, wie stark die Haut auf eine gesteigerte Talgproduktion reagiert. Weitere wichtige Einflüsse sind zum Beispiel die Ernährung, Stress, die Umwelt (z.B. Schadstoffe in der Luft), Bewegung, Hygiene, Kosmetik und auch Medikamente mit Einfluss auf Hormone (z.B. die Pille, Insulin, Steroide, Anabolika, Wachstumshormone, weitere illegale Mittel). Letztlich haben wir es selbst in der Hand, wie sich unsere Haut verändert und wie wir mit ihr umgehen.

Viele Ratgeber meinen, dass Akne niemandes eigene Schuld ist. Zu einem gewissen Anteil stimmt dies auch, da die Haut genetisch vorgegeben ist, doch wir können die Entstehung von Hautunreinheiten ganz gezielt vermeiden, indem wir unseren Lebensstil dementsprechend anpassen. Es würde Dich demnach auch nicht weiterbringen, wenn Du anderen Faktoren die Schuld zuweist. Mach Dich selbst nicht fertig für Deine Haut, doch geh das Problem nun an. Im nächsten Kapitel wirst Du nämlich lernen, wie Du die

Auslöser für Pickel minimieren kannst, um eine gesunde und makellose Haut wieder zu erlangen.

3. Akne besiegen: Die 10 besten Methoden

Du wirst in diesem Kapitel die besten Strategien kennen lernen, um Deine Akne endlich loszuwerden.

Die 1. Methode: Aggressive Hautpflege vermeiden!

Vielen Menschen, die unter Akne leiden, mangelt es grundsätzlich nicht an der nötigen Hauthygiene. Sie sind sehr motiviert ihr Problem anzugehen, doch irgendwie kommen sie damit nicht richtig weiter. Sie benutzen jeden Abend spezielle Masken, waschen ihr Gesicht mehrere Male täglich, desinfizieren sich sogar und reinigen sich immer gründlich. Trotzdem können sie keine Veränderungen erzielen. Woran liegt das?

Wenn Du Deine Haut zu oft reinigst, dann zerstörst du den natürlichen Schutz Deiner Haut. Deine Haut verlernt es, sich selbst zu reinigen, Deine eigene Schutzschicht wird zerstört und Deine Haut verliert ihren Fettschutz. Gerade dadurch wird die Haut dazu angeregt mehr Fett und Talg zu produzieren, um den Verlust dieser Dinge zu kompensieren. Damit geht der Versuch, der Haut etwas Gutes zu tun, direkt nach hinten los. Daher die Regel: Nicht öfters als 2x am Tag das Gesicht reinigen. Benutze KEINE alkoholhaltigen Reinigungsmittel, entsorge Cremes mit parfümhaltigen Inhaltsstoffen und berufe Dich auf natürliche Mittel.

Die 2. Methode: Auf Rauchen verzichten!

Zahlreiche Studien haben bewiesen, dass Rauchen Schadstoffe in unseren Körper schleust. Diese Schadstoffe sieht der Körper als Gift an und versucht, dieses loszuwerden. Neben unserem Urin ist die Haut das beste Ausscheidungsorgan für Giftstoffe. Wenn Du also nun rauchst, kann es sofort dazu kommen, dass dein Körper damit beginnt, die Gifte über die Haut loszuwerden. Es ist einfacher gesagt als getan, doch du solltest Rauchen vermeiden und einstellen für eine gesunde Haut.

Die 3. Methode: Ernährung beachten!

Giftstoffe werden nicht nur durch das Rauchen aufgenommen, sondern auch durch unsere Ernährung. Wenn wir uns ungünstig ernähren, billige Produkte zu uns nehmen, welche auch mit Medikamenten und Hormonen zugesetzt werden, werden wir auch darunter leiden. Achte daher auf eine ordentliche Qualität der Lebensmittel bei Deinem Einkauf. Durch einen Konsum von zuckerhaltigen Lebensmitteln steigt unserer Blutzuckerspiegel und regt die Insulinproduktion an. Insulin spielt eine direkte Rolle bei der Produktion von Talg und es sollte daher darauf geachtet werden, Zucker größtenteils zu vermeiden. Wenn Du Deinen Körper zusätzlich stärken willst gegen Gifte, dann solltest Du auf eine hohe Zufuhr von Antioxidantien achten. Diese machen freie Radikale in unserem Körper unschädlich, welche einen negativen Effekt auf unser Wohlbefinden haben. Vitamin C ist zum Beispiel ein sehr starkes Antioxidans. Achte also darauf, dass Du jeweils mindestens 300g Obst UND Gemüse täglich zu Dir nimmst. Bei Deiner Ernährung musst Du auch darauf achten, 2l Wasser pro 20 kg Körpergewicht zu Dir zu nehmen. Dadurch kann Dein Körper besser entgiften und Dein Hautbild bessert sich zunehmend.

Die 4. Methode: Keine Seife nutzen!

Wenn Du Seife nutzt um dein Gesicht zu reinigen, dann zerstörst Du deiner Haut alle Grundlagen, um sich selbst zu schützen. Deine Haut wird abgeschwächt und ist folglich anfälliger für Keime und Entzündungen. Nutze daher NIEMALS Seife für dein Gesicht, lieber Syndets. Diese sind waschhaltige Substanzen, die völlig neutral sind und Deine Haut nicht schwächen. Sie werden diese nur reinigen und somit unterstützen.

Die 5. Methode: Herkömmliche Kosmetik vermeiden!

Durch Parfüme, alkoholhaltige und reizende Hautpflegeprodukte und Unverträglichkeiten gegen bestimmte Inhaltsstoffe der kosmetischen Produkte kommt es sehr oft zu Hautproblemen. Du solltest dich daher auf natürliche Mittel konzentrieren, um deiner Haut etwas Gutes zu tun. Sonst wird deine Haut nur unnötig gereizt, was es zu jedoch vermeiden gilt! Auch solltest Du darauf achten, keine ölhaltigen Produkte auf deiner Haut anzuwenden, da es gerade dadurch zu einer Verstopfung der Hautporen kommen kann, was letztendlich Entzündungen verursacht.

Die 6. Methode: Unnötige Keime vermeiden!

Obwohl es völlig unnötig und sogar kontraproduktiv ist, seine Haut extrem oft zu reinigen, ist es trotzdem wichtig, auf Hygiene zu achten. Doch dabei ist gemeint, mehr auf äußere Hygiene zu schauen. Du solltest Dein Handtuch 1x in der Woche wechseln, Dein Telefon solltest Du regelmäßig desinfizieren und Du solltest auch keine unnötigen Keime in dein Gesicht bringen, beispielsweise durch dreckige Gegenstände. Es mag auch hilfreich sein, die Hände zu desinfizieren, nachdem man an schmutzigen, öffentlichen Orten war, wie einem WC. Dort befinden sich zahlreiche Keime, die es zu vermeiden gilt.

Die 7. Methode: Keine Pickel mehr ausdrücken!

Es ist zwar sehr schwierig dies zu vermeiden, doch langfristig bringt es nur mehr Probleme, als dass sich Dein Hautbild verbessert. Wenn Du Pickel nicht sachgemäß öffnest, dann kommt es zu schlimmen Entzündungen, die sich ganz einfach weiter verteilen können. Im schlimmsten Fall kann es zu einer Narbenbildung kommen. Nicht schön! Daher: Wenn Du es also tun möchtest, dann gehe entweder zu einem Arzt oder Du desinfizierst Deine Hände vorher, nutzt eine saubere, möglichst abgekochte Nadel und kannst dadurch den Pickel verkleinern.

Die 8. Methode: Nutze Masken/Peelings schlau!

Es gibt verschiedene Mittel, um dein Hautbild zu verbessern. Die beste Methode ist es, gesunde Masken zu verwenden! Im späteren Teil des Buches werden Dir noch die 5 besten Masken vorgestellt. Du solltest vorab wissen, dass Du diese Werkzeuge jedoch nur 1-2 x die Woche nutzen solltest, um Deine Haut bei ihrer Reinigung zu unterstützen. Wenn Du es jedoch öfters tust, wird es sich nur negativ auf Dein Hautbild auswirken, da Deine Haut ihre Abwehrkraft verliert. Masken sind antibakteriell, reinigend und beruhigen die Haut. Zusätzlich kann es sehr entspannend sein, solch eine Methode auszuprobieren.

Die 9. Methode: Stress minimieren

Wissenschaftler konnten herausfinden, dass das Stresshormon Cortisol einen Einfluss auf die Bildung von Androgenen hat. Dadurch wird die Bildung von Akne eindeutig verstärkt. Was also tun?

Stress entsteht durch psychischen Druck, den man sich immer selbst auferlegt. Wir können selbst entscheiden, wie wir mit unserer Situation umgehen wollen. Wieso also nicht ruhig und gelassen mit unserem Alltag umgehen? Um Stress zu minimieren hat es sich bewiesen, dass Meditation hilft, den Verstand abzuschalten und zur Ruhe zu kommen. Ein erholsamer, hochqualitativer Schlaf wirkt sich auch positiv auf den Stresslevel aus. Du solltest daher circa 4 Stunden vor dem Schlafen nichts essen, damit deine Verdauung nachts nicht arbeitet und der Körper sich auf die Regeneration konzentrieren kann. Auch Sportarten wie Yoga und Tai-Chi wirken sich positiv auf unser Empfinden aus. Komm doch mal runter von all dem Stress! Dein Körper wird es Dir danken!

Die 10. Methode: Nicht zu Medikamenten greifen

Da uns die Pharmaindustrie eingetrichtert hat, dass es normal ist, zu Medikamenten zu greifen, meinen wir auch, es wäre ungefährlich, diese zu benutzen. Schau mal auf all die Nebenwirkungen, die so ein Medikament mit sich bringt! Selbst wenn sich bei der Einnahme solcher chemischen Medizin keine Nebenwirkung ergibt, werden die Inhaltsstoffe längere Zeit in unserem Körper gespeichert. Früher oder später wird es dann zu Nachteilen kommen. Nur leider führen wir den Schaden dann nicht auf die Medikamente zurück. Das Problem an dieser Chemie ist, dass sie nur die Symptome einer Krankheit unterdrückt und nicht die Ursache bekämpft. Du wirst vielleicht keine Kopfschmerzen mehr haben Dank Aspirin, doch Dein Körper wird Dir an einer anderen Stelle Deines Körper signalisieren, dass etwas nicht stimmt. Die Ursache liegt vielleicht an Deiner Ernährung, weil Du zu wenig Vitamine oder Antioxidantien zu Dir nimmst. Doch das Medikament wird diesen Zustand nicht langfristig ändern. Arbeite also an den Ursachen der Dinge, nicht an den Symptomen! Langfristig wirst Du bessere Ergebnisse erzielen, ohne Chemie und Nebenwirkungen!

4. Die 3 nützlichsten, natürlichen Maßnahmen

Nun wirst du 3 Ansätze kennenlernen, die man aus der Homöopathie kennt. Diese Art der Medizin beschäftigt sich im Gegensatz zu der konventionellen Medizin mit den Ursachen der körperlichen Missstände. Es mag vielleicht länger dauern, bis man Ergebnisse mit dieser Methode erzielt, jedoch halten sich diese länger und sie sind ohne Nebenwirkungen erhältlich. Es geht darum, den Körper ganzheitlich zu stärken, um Krankheiten zu bekämpfen.

Die erste Maßnahme ist eine gründliche Darmsanierung. Dieser Ansatz klingt anfangs ganz ungewohnt und ist durch unsere soziale Konditionierung auch ein Tabuthema. Eine Darmsanierung kann man durch verschiedene Methoden erreichen, die effektivste ist es definitiv, sich einen Einlauf zu legen. Dadurch werden alle Schadstoffe, die sich in unseren Darm angesammelt haben, weggespült. Es ist vor allem anfangs sehr unangenehm, doch die positiven Folgen davon sind nicht zu verachten. Den Prozess der Sanierung kannst Du auch durch eine erhöhte Ballaststoffzufuhr beeinflussen. Um die Verdauung zu verbessern, empfiehlt es sich die Zufuhr auf 35 g pro Tag anzuheben. Dadurch werden Nährstoffe besser verarbeitet, Deine Verdauung arbeitet effektiver und Du wirst dich merklich wohler fühlen. Auch eine schlanke Figur kannst Du dadurch bekommen, weil sie das Sättigungsgefühl erhöhen. Wenn Dein Darm gesund ist, dann wird auch Dein Körper große Vorteile daraus ziehen. Alle Gifte werden ausgelagert und belasten Deinen Körper nicht mehr. Auch nicht deine Haut!

Die zweite Maßnahme ist eine Entgiftung oder Entschlackung durch Deine Ernährung. Wenn du Deinem Körper längere Zeiten gibst, um sich auf die Regeneration zu konzentrieren, anstatt auf die Verdauung, profitiert auch Deine Haut davon. Empfehlenswert ist es daher, auch einmal dem Fasten eine Chance zu geben. In dieser Zeit wird Dein Körper merklich Gifte ausstoßen, die sich längere Zeit in Deinem Körper befanden haben! Es ist also gut möglich, dass du Pickel oder Kopfschmerzen bekommst und Unwohlsein in der ersten Fastenzeit erleidest. Doch danach wird es Dir angenehmer, besser und wohler ergehen. Dein Körper wird gereinigt sein! Ich persönlich empfehle es, Saftfasten mit hochwertigen Obst- und Gemüsesäften auszuprobieren. Dadurch ist auch Deine Mikronährstoffzufuhr gedeckt. Es wird nicht zu Mangelerscheinungen kommen.

Die dritte Maßnahme der Homöopathie ist es, auf bestimmte natürliche Mittel zur Unterstützung des schönen Hautbildes zurückzugreifen. Dabei gibt es verschiedenste Produkte, die genutzt werden können. Das Schöne an diesen: Sie haben keine Nebenwirkungen! Produkte wie Kieselerde, die Heilpflanze Kuhschelle oder aus MSM (organischer Schwefel) helfen bei der Entgiftung und der Auslagerung von Schadstoffen.

Gib dieser alternativen und günstigen Medizin unbedingt eine Chance, da sie schon vielen Leuten geholfen hat, ganzheitlich gesünder zu werden. Und warum solltest du die Homöopathie nicht nutzen, wenn sie keine Nachteile bringen kann?

5. Die 5 effektivsten Masken gegen Pickel

Jetzt stelle ich Dir die effektivsten Masken vor, um Dein Hautbild reiner und schöner zu machen. Die Masken solltest Du 1-2x die Woche nutzen! Bevor Du eine Maske aufträgst, ist es wichtig, Deine Hände zu desinfizieren, damit Du Dir keine Keime ins Gesicht schmierst. Du musst dein Gesicht auch mit warmem Wasser vor dem Auftragen waschen, damit sich Deine Poren öffnen und die Wirkstoffe des Peelings sich komplett entfalten können. Du solltest alle Masken ausprobieren und die Maske nutzen, welche Du am Bestem verträgst. Je nach dem Hauttyp kann dies variieren. Jemand mit empfindlicher Haut verträgt zum Beispiel keinen Zitronensaft auf dem Gesicht!

Zwiebel und Bienenhonig-Gesichtsmaske
Auch wenn es sich vermutlich merkwürdig anhört, Zwiebeln und Honig zusammen zu nutzen, die Wirkung der Maske kann man nicht bestreiten. Da beide Inhaltsstoffe des Peelings schon seit Jahrhunderten als entzündungshemmend und auch als antibakteriell gelten, eignen sie sich perfekt für Deine Haut. Für die Herstellung der Maske erwärmst Du 3 Löffel Bienenhonig und vermischt diesen mit einer größeren, geraspelten Zwiebel. Jetzt lässt Du die Masse kurz abkühlen und trägst sie mit einem sauberen Wattepad auf Deinem Gesicht auf. Dabei lässt du Deine Augen und Lippen natürlich aus. Die Masse bleibt ungefähr eine Stunde auf Deinem Gesicht und wird sollte danach vorsichtig mit Wasser abgewaschen werden!

Heilerde-Gesichtsmaske
Heilerde gilt schon seit langer Zeit als Wundermittel für Haut und Körper. Dieses Produkt bekommst Du in jeder herkömmlichen Drogerie für einen günstigen Preis. Die Maske wird aus 3 Teelöffeln Erde hergestellt und wird mit einem Teelöffel Wasser verdünnt und

vermischt. Alternativ kannst Du auch Kamillentee nutzen, wenn Du Deine Haut extra beruhigen willst. Die Gesichtsmaske wirkt außerordentlich entzündungshemmend und hilft Deinem Körper beim Entgiften. Du kannst außerdem Heilerde auch zum Duschen nutzen, als Ersatz für Dein Haarshampoo oder Duschgel. In normalen Reinigungsmitteln findest Du nämlich chemische Stoffe, die Deine Haut reizen. Versuche es doch einmal mit dieser Erde und nach einer kurzen Umstellungsphase wird es normal für Dich werden.

Zitronen-Ei-Gesichtsmaske
Diese Maske wirkt ein wenig aggressiver als andere Peelings. Du nimmst Dir ein Eigelb, schlägst es mit einem Rührbesen schaumig und vermischst die Masse dann mit dem Saft einer halben Zitrone. Das Eigelb wirkt austrocknend für Pickel und die Zitrone wirkt sehr desinfizierend. Die Maske sollte nicht länger als 10 Minuten aufgetragen bleiben, aufgrund der starken Wirkungskraft der Zitrone. Zusätzlich empfiehlt es sich, mit empfindlicher Haut diese Maske nicht zu benutzen.

Teebaumöl-Gesichtsmaske

Durch seine desinfizierende und beruhigende Wirkung gilt Teebaumöl schon lange als wahres Wundermittel gegen Hautunreinheiten. Die Herstellung des Peelings ist nur ein wenig aufwendiger, doch die Anwendung lohnt sich sehr! Zur Herstellung nimmst Du Dir 2 Esslöffel Leinsamen und vermenge sie mit einem aufgebrühten Kamillentee. Die Kamille wirkt zusätzlich beruhigend und antibakteriell für Deine Haut. Nun wird noch 1 Teelöffel Jojobaöl hinzugefügt und dann die Hauptzutat: 8 Tropfen vom Teebaumöl. Du vermischst alle Zutaten miteinander, trägst die Maske auf und lässt sie dann 20 Minuten auf Deiner Haut. Wenn Du die Wirkung der Inhaltsstoffe verstärken willst, decke Dein Gesicht zusätzlich mit

Kosmetiktüchern ab. Nach dem Einwirken wäschst Du Dein Gesicht gründlich mit Wasser und Papiertüchern. Fertig!

Quark-Maske

Ein altbewährtes Hausmittel für die Haut ist Quark! Er ist günstig zu beschaffen und hat überaus positive Aspekte für unsere Haut. Er wirkt feuchtigkeitsspendend und lässt Hautunreinheiten verschwinden. Du kannst die Anwendung von Quark-Masken nach Belieben variieren. Das Schöne an Masken ist, dass man sie miteinander kombinieren kann! Bei dieser Maske kannst Du also entweder 5 Teelöffel Quark mit 2 Teelöffeln Honig mischen oder den Quark mit 1 Tropfen Teebaumöl und 10 Tropfen Wasser kombinieren! Es ist weiterhin möglich den Quark mit ein wenig Zitronensaft zu vermengen oder Quark mit Petersilie zu mischen. Die Maske bleibt letztendlich etwa 20 Minuten auf dem Gesicht und wirkt ein. Danach wird sie mit warmem Wasser abgewaschen und das Gesicht abgetrocknet. Besonders Quarkmasken verleihen dem Gesicht ein wohliges Gefühl und helfen dabei, Unreinheiten loszuwerden.

Zu dem Thema Masken muss noch gesagt werden, dass Deiner Kreativität keine Grenzen gesetzt sind. Du kannst Dir deine eigenen, individuellen Peelings herstellen, je nach dem Hauttyp. Probiere neue Kombinationen aus und versuch auch mal etwas Neues! Es wird Dir Spaß machen und Deine Haut wird es dir mit einem makellosen und reinen Teint danken!

6. Bewegung gegen Akne

Wenn wir die Akne loswerden wollen, dann ist es wichtig, die Bekämpfung ganzheitlich anzugehen. Daher spielt auch Sport eine maßgebliche Rolle bei dem Sieg über Pickel, Mitesser und weitere Unreinheiten! Wieso kann aber gerade Sport unsere Haut verbessern? Was hat Bewegung überhaupt mit Akne zu tun?

Durch eine ausreichende Bewegung werden wir fitter, fühlen uns wohler und wir regen die Durchblutung in unseren Körper an. Stress wird abgebaut und Glückshormone werden ausgeschüttet. Wir gleichen unsere Hormone aus, stärken unser Immunsystem und durch das Schwitzen werden deine Poren gereinigt. All diese Faktoren wirken sich positiv auf unser Hautbild aus! Wieso sollten wir also Sport nicht zu unserem Vorteil nutzen?

Du musst nicht gleich zu einem Sportfreak werden und jeden Tag für mehrere Stunden Sport treiben. Du würdest Dir einen viel zu hohen Druck aufbauen und würdest langfristig deine Motivation verlieren. Du solltest deine allgemeine Bewegung im Alltag erstmal teilweise erhöhen! Wenn Du früher immer mit dem Fahrstuhl gefahren bist, nutze nun die Treppe! Falls Du kurze Strecken immer mit dem Auto zurücklegst, laufe den Weg einfach oder nutze ein Fahrrad! Allein durch diese kleinen Veränderungen wirst Du mehr Bewegung in Deinen Alltag bringen können! Aber auch Joggen oder Rad fahren als Hobby ist gut für deinen Körper! Am besten Du machst es in einem Wald 1-2 x die Woche und kannst die Natur gleichzeitig noch erkunden. Wichtig ist, dass Du dabei abschalten kannst, genießt und Spaß hast. Sonst bringt Dir der Sport rein gar nichts und erhöht dein Unwohlsein nur.

Besonders empfehlenswert ist es, regelmäßig zum Schwimmen zu gehen! Durch den Wassersport wird Deine Haut entfettet und Deine

Poren werden gleichzeitig gereinigt. Dadurch wird sich Deine Haut wohler und sauberer anfühlen. Auch wird durch das Schwimmen die Anzahl von Bakterien und Keimen auf der Haut reduziert! Empfehlenswert ist es trotzdem, nach dem Schwimmen eine neutrale, schonende Creme zu nutzen, um die Haut ein wenig zu fetten. Achte dabei auf die Natürlichkeit des Produktes und auf Deine eigene Hautverträglichkeit. Auch beim Schwimmen solltest Du es nicht übertreiben, da es die eigene Schutzschicht der Haut stören kann, wodurch ein Ungleichgewicht entstehen könnte. Dieses wird sich dann in einer zu fettigen Haut äußern, was es zu vermeiden gilt!

Beim Sport ist es nochmal wichtig zu betonen: Alles in Maßen! Da ich selbst Fitnesstrainer bin und meine Erfahrungen mit dem Kraftsport gesammelt habe, kann ich sagen: Es gibt auch Leute, die zu viel Sport treiben! Als ich zu oft in das Fitnessstudio gegangen bin, habe ich mich zunehmend schlapp, müde und unkonzentriert im Alltag gefühlt. Ich war nicht mehr vollständig regeneriert und meine Haut hat mir dies auch angezeigt. Die Signale habe ich nicht wirklich wahrgenommen und ich dachte, es lag an anderen Dingen. Doch nachdem ich eine Sportpause hatte, sah ich auch wie meine Haut sich gebessert hat. Daher empfehle ich es, den Sport nicht zu übertreiben, da er sonst keine gesundheitlichen Vorteile mehr bringt. Ohne vollständige Regeneration schwächt der Sport den Körper bloß. Beachte bitte diesen Faktor auch bei Deinem Training und Sport!

7. Dein Schnell-Pickelfrei Plan

Nun kennst Du alle wichtigen Methoden, um Deine Haut endlich reiner und gesünder aussehen zu lassen. Und war es das schon? NEIN!

Die meisten Bücher übermitteln Wissen, es mag auch wertvoll sein, doch zeigen nicht wie man es anwenden kann! Jegliches Wissen ist WERTLOS, wenn es nicht auch angewandt wird. Wissen ist keine Macht. Angewandtes Wissen ist Macht. Nun geht es darum, sich an die Arbeit zu machen. Du musst nun die Strategien aus diesem Buch anwenden, um Deinen Erfolg auch zu erzielen. So ist es in allen Dingen des Lebens: Von nichts kommt nichts. Von der richtigen, gesunden und effektiven Hautpflege erhältst du eine gesunde und reine Haut.

Wenn Du nun eine Veränderung Deiner Haut möchtest, dann solltest Du auch die Entscheidung dazu treffen. Wie meine ich das? Wenn Du Dein Hautbild ändern möchtest, dann verpflichte dich dazu, auch positive Handlungen für Deine Haut zu tun. Die meisten Leute jammern und weinen nur rum, dass sie ein gewünschtes Ergebnis nicht erreichen. Sie werden von ihren Umständen kontrolliert. Doch Du kannst aktiv Deine Resultate beeinflussen. Durch Deine Handlungen! Du bist nicht jemand der jammert und nichts macht. Allein, dass Du dieses Buch gelesen hast, zeigt mir das Gegenteil! Der erste Schritt zu Deinen gesunden Hautbild ist also die Verpflichtung. Nimm dir einen Stift und einen Zettel. Schreibe nun Folgendes nieder:

„Ich XYZ, verpflichte mich hiermit, alles tu tun, um meine Haut zu verbessern. Ich erreiche eine gesunde, reine, makellose Haut und gebe alles dafür. Ich bin überzeugt von mir und meinem Ziel. Ich kann es schaffen."

Darunter setzt Du Deine Unterschrift und das Datum. Nun hängst Du diese Verpflichtung an einen Ort, wo Du sie immer sehen kannst. Du kannst auch ein Foto davon machen und die Verpflichtung als Hintergrund einstellen. So wirst Du immer wieder an Dein Ziel erinnert und bleibst motiviert. Mach die zusätzlich klar, wieso Du Dein Ziel erreichen möchtest. Den Grund für Dein Ziel, welchen Du in Deinem Inneren findest, ist Dein wahrer Antrieb. Nutze diese Quelle der Motivation und Du musst Dein Ziel erreichen. Wenn Du die richtigen Methoden und die richtige Einstellung für eine gesunde Haut nutzt, MUSS sie sich verbessern. Du hast es in der Hand.

Der nächste Schritt ist der wichtigste; die Umsetzung. Dabei musst Du Dir eine persönliche Routine entwickeln, die Deine Haut verbessert. Du kannst diese selbst gestalten und individuell anpassen. Nutze die Tipps aus diesem Buch, um einen Plan für Deine gesunde Haut zu erstellen.

Ein Beispiel für einen guten Plan:

Ich nutze 2x die Woche ein Peeling meiner Wahl, wähle mir jede Woche eine positive, neue Gewohnheit, die ich umsetzen will (z.B. weniger Zucker, mehr Bewegung oder keine Seife mehr nutzen für das Gesicht,...) und setze mich täglich für 10 Minuten hin und meditiere.

Dein Plan wird sich jede Woche verändern, verbessern und Du kannst Deine persönliche Erfahrung nutzen, um ihn individuell zu verbessern. So wird er perfekt auf Dich selbst abgestimmt, was KEIN Ernährungsberater, Arzt oder Buchautor so gut machen kann wie Du! Du lernst dich besser kennen und kannst Deinen Lebensstil anpassen. Es ist wirklich ganz essentiell, dass Du diesen Schritt der Umsetzung gehst. Bitte schreibe dir JETZT nieder, was Du für die nächste Woche umsetzen willst. Dann lies erst weiter.

Wenn Du Dir Deine Ziele gesetzt und Dich verpflichtest hast, diese umzusetzen, hier ein letzter Tipp zu Unterstützung deiner Umsetzung: Melde dich in einem Forum an, wo Du Unterstützung von Gleichgesinnten bekommst. Wenn Du Dich mit anderen Leuten unterhältst, die dasselbe Problem haben wie Du, dann wirst Du dich verstanden fühlen. Du bist nicht allein! Es gibt Andere, die das Problem auch haben! Und es gibt auch ganz sicher Leute, die das Problem Akne bewältigt haben! Halte dich an diese Menschen, sie zeigen Dir wie es geht. Diese Menschen sind gerade schon dort, wo Du sein willst. Nutze also ihre Unterstützung, um dein Ziel der reinen und makellosen Haut zu erreichen.

Unter dieser Webadresse findest Du ein gutes, deutschsprachiges Forum:

http://www.akneforum.de/

8. Bonuskapitel: Selbstbewusstsein stärken

In diesem letzten Kapitel wirst Du lernen, wie Du mit Selbstbewusstsein und -vertrauen mit Deiner Akne umgehen kannst. Wenn Du diese Prinzipien hier anwendest, wirst Du dich nicht mehr schämen müssen für deine Pickel, Du wirst dich wohler fühlen und glücklicher sein. Die folgenden Prinzipien kannst Du auch für andere Probleme in Deinem Leben verwenden. Viel Spaß dabei!

Wenn wir von Unsicherheiten und Ängsten sprechen, dann äußert sich dies immer in Gefühlen. Wenn Du in einer unangenehmen Situation bist und genau hinhörst, wird Du Stimmen und Gedanken hören, die negativ sind und in Deinem Kopf rumspringen. Wenn Du zum Beispiel eine Frau ansprechen möchtest, die Dir gefällt, hören die meisten Männer folgende Gedanken:
„Du bist zu hässlich", „Sie ist zu schön", „Sie hat bestimmt einen Freund", „Du kannst sie jetzt nicht ansprechen" oder „Was wenn sie mir einen Korb gibt?"

All diese Gedanken entstehen durch feste Glaubenssätze in Deinem Verstand. Diese haben sich im Laufe der Zeit entwickelt durch Deine Sozialisation, das Fernsehen, Werbung, Deine Eltern, Freunde und Deine Schule. Das Problem daran ist, dass die meisten Menschen aus der Gesellschaft nicht gerade glücklich sind. Und Du übernimmst ihr Denken unbewusst. Wie kannst Du das ändern?

Da Du negative Glaubenssätze verinnerlicht hast, durch ständige Wiederholung von negativen Sätzen, kannst Du dasselbe Prinzip auch mit positiven Sätzen tun. Wenn Du Dir positive Glaubenssätze vorsetzt, dann nennt man diese Sätze „Affirmationen". Es gibt zahlreiche solcher positiven, befreienden Sätze, hier nur ein paar Beispiele:

„Ich bin gut genug"

„Ich sehe gut aus"

„Ich bin gut so wie ich bin"

„Ich liebe mich selbst"

„Das Leben liebt mich"

Wenn Du Dir diese Sätze täglich ansagst, dann werde sie sich in Deinem Verstand manifestieren. Gedanken beeinflussen Deine Gefühle. Gefühle beeinflussen Deine Handlungen. Handlungen bringen Dir Ergebnisse! Somit wirst Du durch positive, schöne Gedanken auch neue, bessere Ergebnisse erzielen. Sag Dir früh beim Aufstehen nicht mehr: „Wie sehe ich denn aus?!", sondern „Verdammt sehe ich heute gut aus". Am Anfang wird es sich komisch und falsch anfühlen. Das liegt einfach daran, dass Deine Gefühle sich noch dagegen streben. Deine alten Glaubenssätze sind viel zu stark und beeinflussen Deine Gefühle noch. Mit der Zeit werden sich neue Glaubenssätze in Deinem Kopf manifestierten und die Sätze fühlen sich wahr an. Dann ändern sich Deine Gefühle und auch Deine Handlungen. Du wirst glücklicher werden! Nutze dieses Werkzeug unbedingt, auch wenn es zunächst esoterisch und unvernünftig klingt. Studien konnten beweisen, dass Gedanken Energien sind. Du hast Diese Energien unter Kontrolle. Du kannst Dir Deine eigene Hölle schaffen oder den Himmel auf Erden. Entscheide weise!

Um Selbstbewusstsein zu erlangen ist es neben den Affirmationen auch wichtig einen Optimismus und eine gewisse Lebensfreude an den Tag zu legen. Sei dankbar dafür, dass Du am Leben bist. Es ist nicht selbstverständlich. Begrüße jeden Tag mit einem Lächeln, denn Du weißt nicht, ob er dein letzter ist! Zeig dem Leben Dankbarkeit und es wird Dich auch großzügiger beschenken! Genieße schöne Momente und lass Dir von schlechten Momenten nicht Deine gute

Laune versauen. Lebe im Jetzt und im Moment. Nur dort findest Du Dein Glück!

Wenn es um Akne geht, dann sind sehr viele Menschen besonders unsicher, was das andere Geschlecht angeht. Durch negative Glaubenssätze wie „Ich bin hässlich, mich will keiner" wirst Du auch unglücklich bleiben. Und wenn Du dich schon Selbst nicht liebst, wer soll es denn dann tun? Fange damit an, Dir Liebe zu schenken. Akzeptiere Dein Aussehen, ändere das was Du kannst und genieße mehr! Als Mann sollte man sich außerdem klar machen, dass das Aussehen nicht so ausschlaggebend für die Frau ist. Stärke und Dominanz war schon früher in der Urzeit attraktiv. Seitdem hat sich daran nichts geändert. Eine Frau will jemanden, der die Herde anleiten kann. Ein Alphatier. Erlerne die Qualitäten eines Alpha-Mannes! Sprich Frauen an! Wachse an Deinen Herausforderungen! Und mach Dir klar: Es gibt keine Fehler! Es gibt nur Lektionen. Wenn Du also auch einmal abgewiesen wirst, dann versuche dich beim nächsten Mal zu bessern. Trete noch selbstsicherer auf, sei noch charmanter und sei unabhängig. Habe Spaß, lache viel und genieße das Leben. So wirst Du andere Menschen um Dich herum anziehen, da Du gute Laune vertrittst. Mit Handlungen kannst Du mehr Gefühle bei anderen hervorrufen, als es Dein Aussehen je könnte. In Deinem Geist steckt Deine wahre Stärke! Mach Dir das bewusst!

Und auch Frauen sollten nicht verzweifeln. Auch wenn Männer sich stärker vom Aussehen beeinflussen lassen, als es Frauen tun: Auch Frauen können mit selbstsicheren, attraktiven und charmanten Handeln einen tollen Mann bekommen. Auch wenn ihr Aussehen nicht so toll ist oder sie bestimmte Makel haben. Wenn Du dich als Frau selbst liebst, Du emotional unabhängig von Männern wirst und Du lernst, wie Du richtig mit diesen umgehst, wirst Du definitiv große Erfolge mit Männern haben. Total unabhängig von Deinem Aussehen, denn auch Männer fühlen sich angezogen von attraktiven, lustigen und charmanten Frauen. Beeinflusse die Dinge, die Du jetzt tun kannst! Verbessere Deinen Kleidungsstil, minimiere Deine Akne und sei verdammt glücklich. Das Glück wird auch dann zu Dir fließen. Das Gesetz der Anziehungskraft besagt, dass gleiches gleiches anzieht! Wieso also nicht jetzt glücklich, fröhlich und zufrieden sein? Dann wirst Du genau diese Dinge auch wieder anziehen! Vergiss nicht: Gedanken sind Energie und Du allein kontrollierst diese!

Nutze Deine Energie und dein vollständiges Potenzial. Lass dich nicht von Umständen kontrollieren, sondern kontrolliere die Umstände. Mach dich nicht zum Opfer Deiner Umgebung, sondern steuere Deine Umgebung. Du kannst mehr, als Du Dir jemals vorstellen kannst! Akne besiegen ist da nur eine Kleinigkeit. Sei mutig, lass Dir nichts Negatives einreden und beginne JETZT mit der Veränderung Deines Leben. Du schaffst es!

9. Schluss

Du weißt nun, wie Akne entsteht und welche Ursachen sie hat. Du hast auch gelernt, welche Methoden die effektivsten sind, um deine Pickel zu minimieren! Auch kennst Du nun die besten Masken mit denen Du deine Hautunreinheiten loswirst. Zusätzlich kannst Du Deine Ernährung so umstellen, dass Du dich in Deiner Haut auch wohler fühlst und glücklicher durch Dein Leben laufen kannst. Durch den persönlichen Schnell-Pickelfrei Plan weißt Du nun auch, wie Du Schritt für Schritt vorgehen kannst, um Deine gewünschte Haut zu erreichen. Dir steht also michts mehr im Weg zu Deinem eigenen Ziele: Die gesunde und makellose Haut.

Zum Schluss möchte ich Dir nochmal danken für den Kauf dieses Buches!
Ich hoffe zutiefst, dass Dir die Informationen dieses Buches weiterhelfen bei Deinen persönlichen Zielen und Erfolg mit Deiner Haut. Ich hoffe das Du mit den Werkzeugen des Textes Deine Haut verbessern kannst, um somit mehr Zufriedenheit, Selbstbewusstsein und Glück im Leben zu erreichen.

Ich wünsche Dir ganz viel Erfolg auf Deinem Weg und ich weiß, dass Du das Zeug dazu hast, Veränderungen in Deinem Leben zu erreichen. Viel Glück und Spaß dabei!